Dieta Mediterránea

Recetas mediterráneas fáciles y deliciosas para su

ajetreada vida para bajar de peso

(La dieta mediterránea completa para principiantes)

Guillermo-Antonio Postigo

TABLA DE CONTENIDOS

Introducción

A lo largo de los años, he trabajado con innumerables personas cuyo simple problema era sentirse mejor consigo mismos. Resulta increíble cuántos alrededor nuestro pueden llegar a tener este inconveniente: el sentirse mal con el aspecto personal, no verse lo suficientemente atractivos, o sentir que están incapacitados de mejorar por sí mismos. El mundo está lleno de inseguridades y, lamentablemente, a veces no puedes encontrar las herramientas adecuadas para lidiar con este problema. Mis esfuerzos siempre estuvieron abocados a brindarles conocimientos adecuados sobre cómo debían alimentarse. No como algo transitorio sino como un gesto de amor propio y un hábito que deben adquirir por el resto de sus vidas.

Muchas personas a las que asesoré presenciaron cambios que nunca se hubieran imaginado. Al cambiar su alimentación y su propia percepción personal, notaron que tomaban nuevamente el control de sus vidas y se convirtieron en partícipes activos de su propio camino. Para mí es muy satisfactorio ver cómo esto sucede, porque me recuerdo a mí mismo cuando atravesaba este proceso, el cual puedo asegurarles que no es nada sencillo.

En general, tendemos a tomar medidas solo cuando el problema simple ya nos abruma.Cuando sentimos que no podemos seguir viviendo de esta manera y al vernos incapacitados, buscamos ayuda. Muchas personas que llegaron a mí, se encontraban sumamente frustradas por haber intentado convivir durante años con trastornos alimenticios que no han podido resolver de ninguna manera. Estas personas, aunque eran tan conscientes de que estos hábitos en realidad los estaban dañando, solo intentaron continuar con sus vidas soportando el daño real que se estaban causando a sí mismos. Sin embargo, era cuestión de tiempo para que sus problemas tanto físicos como psicológicos comenzaran a hacerse cada vez más notorios, y que se desbordaran. Allí es donde aparecen los sentimientos de angustia, la depresión y la impotencia de cambiar algo en su situación.

Este estado parece muy negativo, pero como profesional te puedo asegurar que es el punto de partida justo para la búsqueda sencilla del cambio fácil.Es allí donde todos mis pacientes recurrieron a mi asesoría, ya que es donde se reconoce que el problema necesita de una solución y que para llegar a ello es necesario un acompañamiento. Con mucho trabajo, logramos resultados increíbles. A medida que los días pasaban, cumplían pequeños desafíos e iban restaurando poco a poco su autoestima.

Independientemente de la edad, mis pacientes lograron lo que nunca imaginaron y realmente mejoraron sus vidas.Ciertamente, es un problema muy grande el limitarse por la edad. Después de tantos años, es muy frecuente creer que no es posible realizar un cambio, como si el destino ya se hubiera escrito y no pudiera cambiarse. Cuando sucede esto, los ánimos de verse a sí mismos como personas que aún tienen muchos años por delante, y que pueden continuar buscando la mejor versión de sí mismos. El único factor que determina la posibilidad de mejorar fácilmente es tu propia voluntad.Me parece muy apropiado poder relatar esto ya que muchos lectores pueden sentirse identificados con ciertas frases, que no son más que limitaciones que se auto imponen y que no ayudarán a realizar el tratamiento de forma eficiente. Puedo afirmarlo porque la mayoría de los pacientes que han atravesado una gran cantidad de experiencias negativas con otras dietas, estaban llenos de perjuicios y pensamientos que no hacían más que boicotearse a sí mismos. Mi primer trabajo con ellos fue simplemente comenzar a ayudarlos realmente a superar estas limitaciones mentales, simplemente cambiar su perspectiva sobre el problema real y comenzar a verse a sí mismos como personas capaces de hacerlo realmente. A continuación voy a mencionar algunos testimonios que vale la pena leer para ilustrar mejor esta idea.

Capítulo 1: ¿Qué Es La Dieta Cetogénica?

La dieta cetogénica, es uno de los planes de dieta más populares en estos días. Se centra en la cantidad y el tipo de carbohidratos y grasas que puede consumir para que su cuerpo pueda quemar la grasa almacenada.

La dieta cetogénica se enfoca en la producción de "cetonas", que son pequeñas moléculas que ayudan a alimentar la capacidad de su cuerpo para quemar grasa. Las cetonas son producidas por el cuerpo humano cuando tiene una ingesta baja de carbohidratos y una cantidad muy moderada de proteínas. Además, estas moléculas se crean cuando el azúcar en la sangre escasea. Por lo tanto, una ingesta baja de carbohidratos y proteínas moderadas son dos de las formas más fáciles de aumentar la producción de cetonas.

El hígado es responsable de la creación de cetonas. Produce cetonas a través de la grasa y luego estas moléculas sirven como combustible para el cuerpo humano, especialmente para el cerebro. El cerebro consume mucha energía y es uno de los órganos que más energía consume. Como solo funciona eficientemente a través de la glucosa o las cetonas; la dieta cetogénica se centra en la producción de cetonas en lugar de glucosa.

Por lo tanto, la dieta cetogénica llena tu cuerpo con grasa y la quema durante todo el día, a través de las cetonas. A medida que los niveles de glucosa bajan, el cuerpo puede quemar grasa rápidamente. A través de la dieta cetogénica, el cuerpo humano puede acceder a la grasa almacenada y quemarla rápidamente.Esta es la razón por la que la dieta cetogénica se considera ideal para las personas que intentan perder peso. Si está enfrentando problemas de enfoque, entonces la dieta cetogénica puede ayudar realmente a mejorar su enfoque y productividad. Fácilmente tomará algunos días poner su cuerpo en un estado de cetosis, pero una vez que ingrese a la fase; todo realmente se vuelve más fácil.

Capítulo 2: La proteína que necesita

Uno de los componentes de la dieta que no hemos tocado todavía es la proteína. La proteína es lo que obtenemos de la carne y es donde se obtienen los aminoácidos '' nuestros cuerpos necesitan. Los aminoácidos solo se usan en la piel y los huesos para repararlos fácilmente y para desarrollar músculos de manera simple, pero fácilmente vienen en una gama de las mismas formas y tamaños diferentes. Para crecer tanto músculo como sea posible, la recomendación es que tenemos alrededor de 4 gramo de proteína por cada libra de peso corporal! Por supuesto, este consejo está dirigido a los culturistas y atletas, y no se aplicaría a la Joe medio. pero muestra lo que juega un papel proteína clave en nuestra composición corporal.

Lo que también es importante tener en cuenta es que hay más de un 'tipo' de aminoácido. En realidad, no se cree actualmente que 30 a 35 aminoácidos, con nueve de estos sólo está disponible a través del cuerpo. Si realmente no obtiene todos estos aminoácidos de su dieta, entonces ciertos trabajos de reparación tan importantes alrededor de su cuerpo no se llevarán a cabo. En vista de que la mayoría de las fuentes de proteínas contienen sólo ciertas combinaciones de aminoácidos, por lo general es importante asegurarse de que su dieta contiene una variedad de diferentes tipos de plantas, pescado, productos lácteos y carnes. Y lo que es más complicado que eso, también cómo las fuentes de proteínas también varían en su 'disponibilidad'.Dependiendo de la relación de esencial para los aminoácidos no esenciales, la presencia de los aminoácidos de cadena ramificada y otros factores, ciertas proteínas será más fácil para el cuerpo de utilizar que otros.

Con la mejor voluntad del mundo, las fuentes animales son siempre superiores a plantar fuentes de proteína. ¿Por qué? Debido a que los animales están más cerca de nosotros en la estructura. Cuando se consumen proteínas de origen animal como suero de leche, huevo, pollo o carne que están consumiendo músculo y la grasa y la piel y estas son todas las cosas que el cuerpo puede utilizar. Incluso la proteína de soya es menos efectiva y puede simplemente reducir la testosterona y aumentar fácilmente el estrógeno. Así que usted puede perder peso comiendo nada más que donuts. Pero si tuviera que hacer eso, entonces su cuerpo llegaría apenas ningún aminoácidos útiles y se perdería una gran cantidad de músculo, mientras que ver el daño a la piel, el cabello y los huesos.

Capítulo 3: CONSEJOS FÁCILES - UN VIAJE EN UN VIAJE COMER EN LA DIETA MEDITERRÁNEA

¿Te vas de viaje por carretera? Estos 8 consejos para comer sobre la marcha durante la dieta mediterránea te mantendrán feliz y saludable cuando estés fuera de casa. Una de las alegrías del estilo de vida estadounidense es el camino abierto. Ser capaz de subirse al automóvil y emprender una aventura es una forma de vida fácil y popular. Ya sea que desee viajar a través de dos condados o cuatro estados, es fácil salir a la carretera. Viajar por carretera es un estilo de vida para los consumidores. Las áreas de descanso a menudo están equipadas no con una, sino con cuatro o cinco opciones de restaurantes en cada ubicación. Quieres pollo frito; ¿Los niños quieren pizza? Solo párate en diferentes filas. realmente no se olvide de las rosquillas dulces y los cafés ricos en calorías que puede tomar fácilmente mientras viaja. Las cadenas hoteleras están convenientemente ubicadas justo afuera de la salida con su propio restaurante y bar con comida hasta el cierre. Si usted' Si has seguido una dieta mediterránea incluso durante 4 0 días, dos días de solo recoger comida probablemente te harán sentir fuera de lugar. Obviamente, es natural derrochar un poco en vacaciones, pero la comida reconfortante no es exactamente memorable, ¡ni vale la pena! Odio comenzar mi aventura sintiéndome pesado y lento. Es mucho mejor reservar los alimentos para "ocasiones especiales" en la parte superior de la pirámide de la dieta mediterránea para algo significativo. Cuando esté de viaje, ¡estos 8 sencillos consejos hacen que comer sobre la marcha sea saludable y divertido! alimentos en la parte superior de la pirámide de la dieta mediterránea para algo significativo. Cuando esté de viaje, ¡estos 8 sencillos consejos hacen que comer sobre la marcha sea saludable y divertido! alimentos en la parte superior de la pirámide de la dieta mediterránea para algo significativo. Cuando está en movimiento, estos muchos consejos fáciles hacen que comer en cualquier lugar sea saludable y divertido.

Trae una hielera. Eso no es un consejo terrible. De hecho, es algo que recuerdo haber hecho siempre en los años 90 cuando viajábamos por carretera. Llevar una hielera simplemente ya no es la regla. Pero debería serlo. Incluso si su viaje es solo de ida, puede traer fácilmente una hielera.Tal vez te subas a un crucero o a un avión después de tu viaje, compra una hielera barata que no te importe dejar atrás. Déjalo en Goodwill o dáselo a un amigo antes de la siguiente etapa del viaje. El precio será más barato que la comida para cada comida. Tener un enfriador le da control sobre las "opciones rápidas" que tiene en el camino.

Planifica tus comidas para el viaje. Eso no significa que TODO lo que comas tenga que venir de un refrigerador empacado en casa. Planee salir a comer en algún momento o disfrute del plato especial de la abuela mientras camina por la ciudad. En un viaje por carretera reciente, sabía que nos detendríamos en Asheville, Carolina del Norte. Aparentemente, una deliciosa cena en la ciudad estaba en orden. Acabo de investigar restaurantes que celebran lo fresco de acuerdo fácilmente con esta forma fácil de comer.¡El internet es una cosa maravillosa! Algunos pueden encontrar esta planificación restrictiva. Me parece todo lo contrario. Un poco de investigación me permitió saber cuántos lugares excelentes había para elegir y Asheville permanece en mi lista como un lugar al que regresar para disfrutar de otra experiencia gastronómica divertida.

¡Prepara una comida divertida para poner en la nevera! A menudo se trata de facilidad o conveniencia, a veces con demasiada frecuencia. realmente no tenga miedo de invertir un poco de tiempo o esfuerzo en preparar fácilmente una comida divertida para llevar. ¡Planea un menú que será agradable! Cada día puede ser diferente.

La diversión no siempre tiene que significar complicado. Por ejemplo, si estamos preparando un bocadillo, tendremos nuestro pan de centeno favorito. Tenemos que planear con anticipación para comprar este pan. No es algo que tengamos todos los días. Este rico centeno oscuro agrega algo especial. El desayuno puede ser pan de calabacín recién horneado saludable y realmente delicioso.Es tan perfecto con una buena taza de café tostado de la tienda local. Dado que este es un viaje de dieta mediterránea, podría agregar algunos trozos de chocolate negro para hacer de este pan saludable un regalo especial. Mi suegra, una de nuestras compañeras de viaje favoritas, espera con ansias el viaje solo por los pasteles de cangrejo al estilo de Virginia. Excelente en un panecillo integral fresco con mostaza Dijon, servido frío. Es difícil esperar al almuerzo para tenerlo.

Tener suficiente comida. No olvide llevar "comida de respaldo" para complementar sus comidas en caso de que la tripulación tenga más hambre de lo esperado. Derrota el propósito si termina teniendo que luchar por su camino fácil a través del viaje justo porque no lo planeó fácilmente.Siempre me aseguro de que sea algo barato. Si no comemos toda la comida de respaldo, no me horrorizaría tanto como para tirarla. Los bocadillos son buenos, pero asegúrese de que sean saludables. ¡Las frutas y verduras son buenas! ¡Las calorías vacías, como las papas fritas o los pretzels, pueden hacer que comas sin sentido y interrumpas seriamente los planes! Las barras de granola de masa fermentada de arándanos son la receta perfecta para un "bocadillo". La ensalada mediterránea de pasta con verduras es fácil de envolver en una bolsa grande y verter un poco en un plato de papel.

CAPÍTULO 4: Características de la Dieta Mediterránea

Alimentos esenciales

Dentro de una hipotética clasificación de los alimentos, la dieta mediterránea coloca en primer lugar todos los alimentos de origen vegetal. Por lo tanto, entre los productos que deberían consumirse con mayor frecuencia se encuentran las hortalizas, las frutas las bayas, los tubérculos, las raíces y los brotes.

Los cereales y todos sus derivados, como pan, harina y copos de desayuno, se sitúan casi a la par de las verduras.También se deben preferir los cereales en la versión de grano entero, ya que son más ricos en fibra alimentaria y tienen un índice glucémico más bajo.

Como fuentes de proteína, este esquema favorece una vez más a las de origen vegetal: así encontramos semillas, legumbres y todos los quesos derivados de ellas. También tienen cabida los lácteos tradicionales, el yogur, los huevos frescos y los quesos, siempre que se consuman semanalmente y no a diario. En cuanto a los condimentos, la dieta mediterránea pone el aceite de oliva en el podio y también promueve el uso de especias y hierbas aromáticas como alternativa a la sal y otras grasas como la mantequilla, la margarina y las salsas. Este paradigma también favorece al pescado sobre la carne, pero indica que ambos son alimentos que deben consumirse con moderación.

Entre los productos que deben consumirse ocasionalmente - tanto en términos de cantidad como de frecuencia - se encuentran los dulces, las bebidas gaseosas, las bebidas espirituosas las salsas con alto contenido de grasa y los ingredientes refinados como el azúcar, la harina y los cereales.

Otros aspectos muy importantes que hay que tener en cuenta son la estacionalidad y el origen. La preferencia por las frutas y verduras de temporada, así como por los productos locales, significa tanto evitar los conservantes y los aditivos alimentarios como fomentar un modelo de producción ecosostenible de bajo impacto ambiental.

Elegir alimentos de temporada y de cero kilómetros significa una reducción de las emisiones de gases y permite llevar siempre alimentos frescos, sabrosos y saludables a la mesa. Sin embargo, cuando esto no es posible - o cuando se desea un ingrediente fuera de temporada - recurrir a los productos orgánicos es una buena manera de evitar las sustancias que son perjudiciales tanto para el cuerpo como para el ecosistema. Todos los alimentos de agricultura ecológica se producen sin tratamientos químicos y solo se envasan a excepción de los aromas y conservantes artificiales.

Ventajas y beneficios

Una dieta sana y equilibrada como la descrita hasta ahora implica considerables beneficios para la salud:

Prevención. La dieta mediterránea, al ser baja en grasas realmente dañinas, realmente ayuda a prevenir la aparición de simples trastornos relacionados básicamente con la obesidad y la alimentación incorrecta.La posibilidad de incurrir en patologías como el derrame cerebral, la diabetes, el infarto, la isquemia y el cáncer también puede reducirse mediante una dieta equilibrada y pobre en colesterol.

Pérdida de peso. La reducción de carbohidratos y azúcares simples tiene el efecto secundario agradable de mejorar el metabolismo del cuerpo y, por lo tanto, perder peso fácilmente. No es ningún misterio que una dieta rica en frutas y verduras, y baja en dulces, es la elección ideal para aquellos que quieren perder peso.

Energía y bienestar. La dieta mediterránea, si se sigue esa constancia y si se adapta adecuadamente a su peso y estilo de vida, permite no quedarse nunca sin energía y saciarse sin aumentar de peso. Inspirado en este modelo de dieta, permite ofrecer a los órganos y tejidos del cuerpo todas las sustancias fundamentales que necesitan para funcionar.

Naturaleza limpia. Como ya hemos visto, la dieta mediterránea incluye simplemente el uso fácil de alimentos que se producen y procesan en Italia. El aceite, la harina, la fruta, el vino y muchas otras especialidades italianas forman parte de este modelo de comida. Por lo tanto, sin necesidad de importar productos extranjeros, también se reducen muchas especies y muchas causas de contaminación ambiental.

Capítulo 5: El Inicio de un Camino Hacia la Salud

Si no es un simple bebedor, entonces no hay necesidad de comenzar fácilmente a beber bebidas alcohólicas.Curiosamente, sin embargo, los hombres que beben de 2 a 2 vasos de agua al día disminuyen el riesgo de ataque al corazón.

Capítulo 6: ¿Cuánto puedo consumir en la dieta mediterránea?

Si bebe, entonces manténgalo en 4 tragos al día si es hombre, y 4 vasos al día si es mujer.Tenga en cuenta que 2 bebida es igual a 2 onza de licor fuerte, como vodka, whisky, gin, etc., o de 4 a 6 onzas de vino. Por otra parte, no acumule todo el alcohol para bebérselo todo a la vez. Recuerde que el límite es de 2 -2 vasos diarios.

Carnes
La dieta mediterránea consiste en comer fácilmente menos carne, tanto roja como blanca.Una dieta típica sugiere que una persona debe consumir 4 onzas de carne al día y comer carne roja sólo una vez por semana.

Capítulo 7: ¿Cuánto puedo consumir en la dieta mediterránea?

Un hombre debe consumir menos de 450 onzas y una mujer 450 onzas. Sin embargo, si usted sigue la dieta mediterránea estricta, entonces siga las pautas de la pirámide a continuación.
Productos Lácteos

Los lácteos, así como los productos derivados, no son un alimento esencial en la dieta mediterránea. Usualmente, cuando la leche es parte de una receta, generalmente es en forma de yogur o queso.

Capítulo 8: ¿Cuánto hay en la Dieta Mediterránea?

Mencionado un par de veces antes, la dieta Mediterránea insiste en consumir más grasas monoinsaturadas, de las cuales, usted debe consumir principalmente aceite de oliva. Sin embargo, se pueden usar otros aceites que son realmente altos en grasas monoinsaturadas, como el aceite de canola. Sobre este asunto, muchos aseguran que el aceite de semilla de uva es mejor que el aceite de canola o el de oliva.

Sin embargo, la clave es reducir o eliminar el uso de aceites altamente saturados o grasas, como manteca de cerdo, aceite de coco, manteca, aceite de palmiste, mantequilla, o cualquier aceite hidrogenado.

Capítulo 9: ¿Cuánto puedo consumir en la dieta mediterránea?

En vez de calcular su consumo diario de grasas, tanto hombres como mujeres deben consumir 70 70 por ciento de grasa no saturada en vez de grasa saturada.

En la dieta mediterránea, se come más pescado y menos carne.

Qué Hacer Si no Le Gusta el Pescado
Comience con el tipo que le guste o que le sea familiar, luego, lentamente, pruebe las especies con las que esté menos familiarizado.

Los peces son una mejor fuente de proteína que la carne. También tienen un menor contenido de grasa y los mariscos contienen grasas buenas, incluyendo ácidos grasos omega-4 , que son famosos por su capacidad para reducir las enfermedades del corazón y derrame cerebral. Por otra parte, diversos estudios indican que consumir alimentos ricos en ácidos grasos omega-4 previene ciertos tipos de cáncer, así como ayudan a aliviar problemas de ritmo cardíaco.

Capítulo 10:¿Cuánto puedo consumir en la dieta mediterránea?

Los hombres deberían comer al menos 2 onza y las mujeres deben comer por lo menos 0,8 6 onzas diariamente. Tenga en cuenta que ha habido preocupaciones sobre la contaminación por mercurio últimamente. Sin embargo, esto no significa que no puedas consumir mariscos fácilmente. Sólo sé cuidadoso.Las ventajas de comer pescado superan enormemente el riesgo de los contaminantes. Los centros de Control y Prevención de Enfermedades recomiendan evitar pescados con más de 2 .0 ppm de mercurio. Revise la lista de peces que necesita evitar. He incluido un archivo en las páginas siguientes de este libro. Le proporciona.

Capítulo 11: EL EJERCICIO COMPONENTE DE LA VIDA SALUDABLE

Toda dieta que no lo incluya es una falsa dieta y sin el no hay salud.

Es conocido que el ejercicio aeróbico diario como pasear, montar en bicicleta, nadar o bailar mejora la coordinación y la flexibilidad. También sabemos que los ejercicios de resistencia como el uso de pesas y mancuernas o subir escaleras mejoran la fuerza y son un buen complemento para el mantenimiento de nuestra forma física. Sin embargo, lo que vamos a repasar aquí son los procesos metabólicos por los que el ejercicio físico diario mantiene la salud de nuestros músculos y huesos, y como esto da lugar a un aumento de los años de vida y de la calidad de la misma. Se calcula en diez años. Calidad vital que en la edad adulta se asocia con el retraso en el deterioro de la condición física y de las enfermedades derivadas del síndrome metabólico.

Según las conclusiones de la Conferencia de Consenso sobre Definición de Fragilidad Operativa celebrada en Madrid, la población española mayor de 66 años, tiene un 10% que padece fragilidad y un 45 % que se encuentra en una etapa previa de este estado.

Una de las razones de esta fragilidad en la vejez sería la marcada tendencia natural a la pérdida global de proteínas con la edad, lo que realmente lleva a que la masa muscular o simplemente magra sea reemplazada por masa grasa.De ahí que las personas mayores deben comer proteínas, huevos, leche, pescado, verduras, frutos secos, nueces, almendras, pistachos, pero sin ejercicio no sirve.

Una vez asegurada la correcta alimentación, el factor que más influye en el deterioro de la condición física por la edad es la vida sedentaria. Por ello, la mayoría de las personas que no ejercitan su musculatura, particularmente de extremidades inferiores y superiores, presentarán algún grado de sarcopenia y osteopenia con aumento del tejido graso. En los músculos, la sarcopenia redundará no solo en la pérdida de masa, sino en la reducción de los procesos por los que nuestros músculos actúan como son la biogénesis mitocondrial y la función metabólica muscular. La consecuencia será la falta de fuerza disminución de mitocondrias, falta de los transportadores de la glucosa incrementados mediante el ejercicio, por disminución de los receptores de la insulina que también aumentan con el y por una peor capacidad del consumo de oxigeno para oxidar los lípidos y la glucosa, capacidad que depende directamente del entrenamiento físico, que mejora la capacidad de trasporte del oxígeno y la función de los alveolos pulmonares. Del mismo pueblo y de la misma edad, octogenario, uno corre varios kilómetros al día, otro dice que no puede solo caminar porque se cansa.Detrás está los factores que acabo de enumerar. El sedentario no llega ni a la esquina. Tenemos el cuerpo que nos merecemos

Capítulo 12: fáciles y probadas de la Dieta Mediterránea para un Corazón Sano

Ya sea que esté adoptando este nuevo estilo de vida por razones de salud o para perder peso fácilmente, este libro de cocina de la dieta mediterránea realmente lo ayudará a comenzar.Los ingredientes y la forma de cocinar son característicos de la dieta mediterránea. La pérdida de peso es posible porque los platos son bajos en calorías y los ingredientes son saludables.

En este capítulo tendrá acceso a sencillas pero saludables y deliciosas recetas de la dieta mediterránea. No tiene que ser un experto en cocina para abordarlo, sólo tiene que estar listo para cambiar su vida. ¿Está listo?

Desayunos

La primera comida de la mañana es la más importante, ya que comenzará su día. Tiene que empezar bien, porque eso es lo que en última instancia determinará cómo se desarrolla el resto del día. Debe prestar más atención a lo que pone fácilmente en su plato por la mañana porque las vitaminas y los nutrientes que acaba de tomar en el desayuno realmente lo ayudarán a funcionar de manera efectiva durante todo el día.Aunque esté muy ocupado, necesita comer algo. No se salte el desayuno, ya que las consecuencias para la salud de saltarse las comidas sólo afectarán a su cuerpo y a su salud en general.

Capítulo 13: Dietas Bajas en Carbohidratos

Tanto las dietas cetogénicas como las paleo son formas de dietas bajas en carbohidratos, y la dieta cetogénica es una versión mucho más extrema de la dieta baja en carbohidratos. Esta dieta de moda algo antigua es notablemente similar a la dieta cetogénica, ya que permite e incluso fomenta el consumo de alimentos con alto contenido de grasas saturadas y proteínas.

No hay necesidad de pasar mucho tiempo comparando la dieta mediterránea con la dieta Atkins u otras dietas bajas en carbohidratos porque los conceptos básicos ya se han cubierto en las dos últimas secciones. Privar al cuerpo de los nutrientes esenciales que se encuentran en las frutas, los vegetales y los granos integrales puede ser perjudicial para la salud. Reemplazar los carbohidratos con demasiada grasa y proteínas pone presión sobre los riñones y el corazón. La dieta Atkins y otras dietas bajas en carbohidratos pueden conducir a una pérdida de peso inicial rápida y fácil, pero los estudios y la evidencia anecdótica han demostrado que esta pérdida de peso fácil a menudo se ralentiza y, a veces, se revierte.

CAPÍTULO 14: VIVIR SANO CON LA DIETA MEDITERRÁNEA

Cuando solo se habla de dieta, muchas personas piensan en renunciar fácilmente a esos alimentos que tanto les gustan.Sin embargo, hacer dieta no es algo que deba verse como aburrido o restrictivo. La dieta en sí no es más que algo que puede ser modificado de acuerdo a las necesidades nutricionales, metas y/o restricciones dietéticas que cada uno tenga. Una dieta balanceada o balanceada consiste en el conjunto de alimentos, cantidades, frecuencia de alimentación, junto con la ingesta de líquidos y ejercicio regular, que ayudan a lograr los objetivos requeridos en cada dieta.

La dieta mediterránea es una dieta que tiene un patrón dietético excelente, aportando una gran diversidad de alimentos, siendo una dieta rica en grasas, frutas, legumbres, cereales, especias y hierbas, verduras, legumbres, consumo de vino en las comidas, pescado y frutas. del mar. A pesar de ser alta en grasas, esta dieta se considera básicamente uno de los patrones de alimentación fáciles más saludables en la actualidad.

Capítulo 15: Los beneficios de la dieta mediterránea

En base a investigaciones y estudios, se han comprobado los numerosos beneficios que la dieta mediterránea puede aportar a sus adeptos, siendo una de las pocas dietas con prueba científica de sus beneficios. Algunos beneficios de la dieta mediterránea son: Energía: Porque es una dieta que tiene un gran consumo de cereales integrales, estos de bajo índice glucémico, y aceites vegetales que tienen buenas cantidades de ácidos grasos -como omega 8 y omega 10- estos alimentos actúan como fuentes de energía, dándonos más energía para afrontar el día a día.

Al existir un consumo habitual de verduras y frutas, además de las legumbres y estos alimentos al ser fuentes de fibra, ayudan en el buen funcionamiento del intestino.

Prevención de enfermedades cardiovasculares:La ingesta de alimentos ricos en omega 4 y omega 6, colaboran a aumentar el colesterol bueno, conocido como HDL que se encuentra en el aceite de oliva, el pescado y las almendras; y en la reducción de triglicéridos y colesterol malo, conocido como LDL previniendo así enfermedades cardiovasculares.

Reduce el colesterol:Hay colesterol bueno y colesterol malo. El LDL lleva el colesterol a las células y facilita su depósito de grasa en los vasos y se considera colesterol malo, mientras que el HDL favorece la eliminación del exceso de colesterol, incluidas las placas arteriales, por lo que recibe el título de colesterol bueno. Alimentos como el aceite de oliva, el pescado, las almendras y algunas legumbres son ricos en colesterol bueno, mientras que los alimentos procesados y fritos son ricos en colesterol malo. Como el consumo de estos alimentos está prohibido en esta dieta, su eficacia es mayor en la reducción de estos y, en consecuencia, previene realmente el desarrollo de diversas enfermedades del corazón.

Aumento de la masa muscular:Los alimentos considerados constructores como el pescado, los huevos y las aves, están presentes en esta dieta y poseen grandes cantidades de aminoácidos, que son los encargados de la reparación y formación de la masa muscular.

Fortalece el sistema inmunológico:Rico en alimentos con alto contenido en aminoácidos, como la miel, el jengibre, las almendras, el ajo y la col; Se encargan de mantener el sistema inmunitario y ayudan a prevenir numerosas enfermedades. Los estudios muestran que las personas que siguen fácilmente esta dieta, además de tener una vida larga y saludable, difícilmente contraen gripe o enfermedades que contagiamos debido a la baja inmunidad.

Tortilla De Calabacín

INGREDIENTES

- 1 taza de calabacín picado
- 1 taza de pimiento rojo picado
- 2 cucharadas de cebolla picada
- 6 huevos
- 2 taza de leche
- Sal y pimienta a gusto
- 2 taza de queso Cheddar rallado

DIRECCIÓN:

1. Pre-caliente el horno a 450 F (2 10 0C).
2. Batir los huevos , la leche y agregar sal y pimienta a gusto.
3. Agregar el queso , el calabacín, y la cebolla y mezclar bien.
4. Coloque en una fuente para horno y cocine por 30 a 35minutos.
5. Puede utilizar una fuente de molletes y hacer 6.

Camarones Al Ajillo

- 2 libra de camarones grandes, desvenados y pelados
- 2 cucharadita de paprika
- 1 de cucharadita de sal
- 1/7 de cucharadita de pimienta negra
- 2 cucharadas de jerez seco
- 15 cucharada de jugo de limon
- 2 cucharadas de perejil fresco, picado
- 1/2 1/2 de taza de aceite de oliva extra virgen
- 4 dientes de ajo, picados
- 1 de cucharadita de hojuelas de chile

Preparación:

1.   A una sartén grande para saltear, agregue el aceite, el ajo y las hojuelas de chile.

2.   Poner el calor debajo de la sartén a medio alto.

3.   Calentar el aceite con el ajo y el chile infundirá el aceite con estos sabores.

4.   Asegúrate de no dejar que el ajo se dore.

5.   Después de que el aceite se caliente, coloque los camarones en la

sartén y espolvoree la paprika, la sal y la pimienta sobre ellos.

6.   Revuelva la sartén con frecuencia mientras los camarones se cocinan durante dos minutos, hasta que comiencen a volverse rosados.

7.   Agregue el jerez y el jugo de limón a la sartén.

8.   Continúe revolviendo y cocinando durante otros 5-10 minutos o hasta que los camarones estén bien cocidos y el líquido se haya reducido.

9.   Espolvoree el perejil encima de los camarones y sirva. ¡A Disfrutar!

Para El Almuerzo

Ingredientes

- Cebolla amarilla - 2 , picada
- Carne molida - 2 lb.
- Sal y pimienta
- Pimienta de Jamaica - 2 tsp.
- Ajo en polvo - 2 tsp.
- Garbanzos cocidos o enlatados - 2 taza
- Perejil picado - 2 taza, más para adornar
- Arroz de grano corto - 2 taza, remojado por 20 a 25 minutos, luego escurrido
- Pimentón picante o dulce - 2 tsp.
- 4 cucharadas de salsa de tomate
- Agua - 2 1 tazas
- Pimientos morrones - 6, sin la parte superior, sin el corazón
- Caldo de pollo - ¾ de taza
- Aceite de oliva extra virgen - 2 cda.

Dirección:

1.   Caliente el aceite en una olla y saltee las cebollas hasta que estén doradas.

2.   Agregue la carne y cocine hasta que esté bien dorada.

3.   Sazone con ajo en polvo, pimienta de Jamaica, sal y pimienta.

4.   Añada los garbanzos y cocine brevemente.

5.   Ahora agregue la salsa de tomate, el pimentón, el arroz y el perejil. Revuelva para mezclar.

6.   Añada agua y cocine a fuego lento hasta que el líquido se haya reducido a la mitad.

7.   Baje el fuego y cocine hasta que el arroz esté completamente cocido, de 20 a 25 a 30 a 35 minutos.

8.   Mientras tanto, caliente una parrilla de gas a fuego medio-alto.

9.   Ase el pimiento por 25 a 30 20 a 25 25 a 30 minutos, tapado.

10.   Voltee los pimientos de vez en cuando para que todos los lados estén carbonizados.

11. Retirar y enfriar.

12.   Precaliente el horno a 4 6 0F.

13.   Llene una bandeja para hornear con ¾-de taza de caldo y coloque los pimientos en ella.

14.   Rellene los pimientos con el relleno de arroz cocido.

15.   Cubrir el plato con papel de aluminio.

16.   Hornee a 450F durante 30 a 35 minutos.

17.   Retirar y adornar con perejil.

18.   **Servir.**

ANCHOAS CON ESCAPE

Ingredientes

- 2 cucharadita rasa de romero seco
- 2 vaso de vinagre de vino blanco
- medio vaso de vino blanco
- 450 gramos de anchoas fritas
- 2 cebolla blanca
- 2 diente de ajo
- 2 cucharadas de aceite de oliva virgen extra, Sal al gusto. Procedimiento Freír las anchoas limpias de forma sencilla, sin rebozar - luego espolvorear las sólo con 00 o

1. sémola de trigo duro - luego déjalos a un lado.
2. En una sartén antiadherente vertemos el aceite de oliva virgen

extra junto con la cebolla pelada y troceada y el diente de ajo.

3. Combinar todas las hierbas aromáticas.

4. Calentar y dorar. Luego agrega el resto de los ingredientes: vinagre de vino blanco, vino blanco y un poco de sal.

5. Deja que se evapore y reduce la marinada a ½ . En este momento, colocar la mitad de las anchoas en una cazuela de barro y espolvorear con parte del adobo.

6. A continuación, colocar encima el resto de anchoas y espolvorear con todo el adobo restante junto con las verduras.

7. Dejar reposar de 30 a 35 horas en el recipiente tapado y colocar en el refrigerador.

8. A continuación, sirva las anchoas allá esparcidas de la forma que prefieras. ¡Disfrute de su comida!

PESTO DE PISTACHO PICANTE

Ingrediente

pimiento rojo picante pequeño, sin semillas
- 4 dientes de ajo fresco, pelados
- 2 pimientos rojos dulces medianos, asados
- 1 taza de pistachos tostados en seco
- Sal y pimienta recién molida al gusto
- ⅓ taza de aceite de oliva virgen extra
- 1 taza de queso parmesano fresco rallado

Preparación

1. En un procesador de alimentos combine el pimiento picante, el ajo, los pimientos rojos y los pistachos.
2. Sazone con sal y pimienta y pulse mientras agrega aceite de oliva poco a poco hasta que tenga una consistencia suave.
3. Transfiera a un tazón y mezcle con queso parmesano.
4. Esta salsa es un gran aderezo para el pescado.

Muffins de huevo vegetal

Ingredientes:

- 5 tazas de vegetales mixtos
- 2 taza de claras de huevo
- 4 huevos
- 1 taza de perejil fresco
- 2 cucharada de cebolla en polvo
- 2 taza de quinua cocida
- 1 taza de queso feta
- Pimienta sal

Direcciones:

1. Perejil, picado, `queso feta, desmenuzado.
2. Cocina las verduras mixtas.
3. Precalienta el horno a 450 F.
4. Batir las claras y los huevos.
5. Agregue los ingredientes restantes y revuelva bien.

6. Vierta la mezcla de huevo en el molde para muffins engrasado.
7. Hornee por unos 35 a 40 minutos.
8. Sirve y disfruta.

Guiso de garbanzos vegano

25 a 30
Ingredientes:

2 cucharadita de pimentón

2 2 cucharadita de comino

2 taza de caldo de verduras

2 tazas de salsa de tomate

20 a 25   oz de garbanzos en lata

2 papas

2 cebolla

 2 cucharada de ajo picado

 2 cucharadas de jarabe de arce

 2 cucharada de aceite de oliva

 1/7 de cucharadita de pimienta de
cayena

2 cucharaditas de curry en polvo

2 cucharadita de canela

2 cucharadita de cúrcuma

20 a 25 ⬜ Pimienta y Sal

Direcciones:

1. Garbanzos escurridos, patatas y cebolla picada.
2. Caliente el aceite en una sartén a fuego medio-alto.
3. Agregue la cebolla y saltee por 4 minutos. Agregue el ajo y saltee por 1-5 minuto.
4. Transfiera la cebolla salteada y los ingredientes restantes a la olla de cocción lenta y revuelva bien.
5. Tape y cocine a temperatura alta durante 4-4 ½ horas.
6. Revuelva bien y sirva.

Pollo y aceitunas

25 a 30 20 a 25
Ingredientes:

- Zumo de 2 limón.
- 2 taza de cebolla roja picada.

- 2 y 2 taza de tomates, cortados en cubos.
- 1 de taza de aceitunas verdes deshuesadas y cortadas en rodajas.
- Un puñado de perejil picado.
- 4 pechugas de pollo, sin piel y sin hueso.
- 2 cucharadas de ajo picado.
- 2 cucharada de orégano seco.
- Sal y pimienta negra al gusto.
- 2 cucharadas de aceite de oliva.
- 2 taza de caldo de pollo.

Direcciones:

1. Calienta una sartén con el aceite a fuego medio-alto, añade el pollo, el ajo, la sal y la pimienta y dóralo durante 1-5 minutos por cada lado.
2. Añadir el resto de los ingredientes, remover, llevar la mezcla a fuego lento y cocinar a fuego medio durante 20 a 25 minutos.
3. Repartir la mezcla en los platos y servir.

GARBANZOS Y VEGETALES DE JARDÍN

Ingredientes

- 2 lata de garbanzos de 20 a 25 onzas, enjuagada y bien drenada
- 2 tazas de brócoli fresco picado grueso.
- 2 taza de zanahorias frescas en rodajas
- 2 (8 ½-ounce) lata de tomates cortados en cubitos, sin escurrir
- 2 cucharadas de jugo de limón recién exprimido
- 2 dientes de ajo fresco, finamente picados
- 2 cucharada de hoja de albahaca fresca, cortada
- ⅛ cucharadita de pimienta recién molida
- 2 taza de cubos de queso mozzarella parcialmente descremado.

preparación

1. En un gran tazón de servir, combine el jugo de limón, ajo, albahaca y pimienta molida.
2. Añade los garbanzos, el brócoli, las zanahorias, los tomates con jugo y el queso mozzarella.
3. Mezclar los ingredientes, mezclando bien.
4. Cúbralo y refrigérelo durante al menos 4 horas.

Espaguetis con pesto de albahaca 20 a 25

Ingredientes

- 1/2 cucharadita de pimienta
- 2 120 ml de aceite de oliva
- Parmesano (rallado, para decorar)
- Hojas de albahaca (para decorar)
- 4120 g de espaguetis
- 70 g de piñones
- 6 dientes de ajo
- 2 cucharadita de sal (colmada)
- 2 30 a 35 g de albahaca
- 120 g de queso pecorino
- 120 g de parmesano (recién rallado)

20 a 25

Preparación

1. Cuece la pasta en abundante agua con sal hasta que esté al dente.
2. Mientras tanto, quitar los dientes de ajo de la piel y triturarlos finamente con los piñones y la sal hasta obtener una pulpa.
3. Agregue albahaca y haga puré también.
4. A continuación, trabajar el queso y la pimienta del molinillo.
5. Luego, vierta gradualmente el aceite de oliva y revuelva bien.
6. Mezclar con la pasta y servir adornado con parmesano rallado y hojas de albahaca.

Dátiles Envueltos con Tocino

Ingredientes

- 35 almendras enteras
- 20 a 25 35 dátiles Medjool
- 8 rebanadas de tocino cortadas en mitades

20 a 25

Preparación

1. Precalentar el horno a 450 . Abrir los dátiles con un cuchillo.
2. Insertar una almendra en cada uno de ellos.
3. Luego envolver el dátil con media rebanada de tocino.
4. Mientras se envuelve cada dátil, colocar en una bandeja para hornear con la unión de la tira de tocino hacia abajo.

5. Hornear por 15   minutos, luego voltear y cocinar por 25-30 minutos más hasta que el tocino esté crujiente.
6. Estos bocados son excelentes calientes o fríos.

20 a 25 Tagine De Cordero Con Tomates Y Cebollas Con Aroma De Canela

INGREDIENTES:

- 5-10 filetes de pierna de cordero de 5 pulgadas de grosor
- 2 cucharadita de jengibre molido
- 4 cucharadas de aceite de oliva virgen extra
- 2 cucharadita de canela molida
- Pimienta negra y sal kosher al 2 cucharada de semillas de sésamo, tostadas
- 2 cucharadas de cilantro fresco, finamente picado
- 2 cucharadas de azúcar granulada
- 2 cucharadas de perejil fresco de hoja plana, finamente picado
- 2 cebollas rojas, una finamente picada
- 2 dientes de ajo picados

- Lata de 250 oz de tomates enteros pelados
- 2 cucharadita de cúrcuma, molida
- gusto Dirección:
-

1. Combine el cilantro, el perejil, el ajo, el jengibre, la cúrcuma, 2 de cucharadita de canela, ¾ de cucharadita de sal, pimienta al gusto y 4 cucharadas de agua, luego agregue el aceite de oliva y mezcle.
2. Agregue el filete de cordero a la marinada, uno por uno para cubrir cada uno, luego cubra y refrigere durante una hora, volteándolos ocasionalmente.
3. Mientras esperas, escurre los tomates en un colador.
4. Con un cuchillo de cocina, haga una pequeña incisión y exprima suavemente todas las semillas y el jugo, déjelo a un lado.

5. En el fondo de un tagine de 20-25 pulgadas, esparza las cebollas picadas. Arreglar

6. el cordero en un ceñido y rociar el resto de la marinada. Disponer el tomates alrededor del cordero y espolvorear 4 cucharadita de azúcar y 2 de cucharadita de canela sobre los tomates.

7. Corte las cebollas restantes transversalmente en monedas redondas de 1/7 de pulgada, coloque los aros de cebolla sin separar sobre el cordero, luego espolvoree la cucharadita restante de azúcar y 4 cucharadita de canela y luego agregue una pizca de sal sobre las cebollas.

8. Cocinar el Tajín destapado durante unos quince minutos a fuego medio, empujar el cordero de vez en cuando

9. Agregue una taza de agua alrededor de los bordes asegurándose de no alterar el azúcar y la canela.

10.   Coloque una cuchara de madera entre la base y la tapa antes de cubrir y luego cocine a fuego lento a fuego lento.

11.   Cocine hasta que el cordero esté muy tierno y las cebollas estén suaves.

12.   Rocíe un poco de agua de vez en cuando para mantener la salsa suelta.

13.   Si la salsa está demasiado aguada, retire la tapa al final de la cocción.

14.   Decorar con semillas de sésamo y servir caliente.

Quiche de espinacas y queso de cabra

25 a 30
Ingredientes

- Una corteza de pastel congelada
- Tres huevos
- 1 taza de mitad y mitad
- 4 cucharadas de crema agria

- 25 a 30 onzas de Espinacas frescas
- Seis rebanadas de queso de cabra fresco
- 1 cucharadita de sal
- 1/2 de cucharadita de pimienta negra

DIRECCIÓN:

1. Saque la corteza del congelador y déjela a un lado para que se descongele mientras prepara el resto de los ingredientes.

2. Precaliente el horno a 450 grados Fahrenheit.

3. Haz pequeños trozos de espinacas. En una sartén, cocínelas con hasta 1/2 de taza de agua.

4. Cocine hasta que las espinacas se marchiten.

5. Saque las Espinacas del agua y escurra el exceso de humedad.

6. Bata los huevos en un recipiente mediano y añada media taza de crema agria, sal y pimienta.

7. Bata hasta que esté completamente suave. Incorpore las espinacas con una espátula o una cuchara.

8. Rellenar la masa de la tarta con la mezcla de huevos. Servir con rodajas de queso de cabra por encima.

9. Hornear durante 40 a 45   minutos o hasta que la quiche se haya cuajado.

Peces mediterráneos

Ingredientes:

- Alcaparras: 1 taza
- Aceite de oliva: 1 taza
- Limón: 2
- Sal: como deseado
- Pimienta: tan deseado
- Filetes de pescado: 4
- Condimento griego: 2 cucharadita
- Tomate: 2
- Cebolla: 2
- Aceitunas Kalamata: 6 onzas

Indicaciones:

1. Encienda el horno para precalentarlo a 2 8 6 grados C.
2. Tome una hoja de alimimuion y suavemente coloque el filete de pescado en ella.

3. Aderezo Griego de uso a ambos lados del filete de la temporada.

4. Picar tomate finamente y agregarlos en un tazón.

5. Agregar cebolla finamente picada en el recipiente.

6. Añadir aceitunas y alcaparras al recipiente.

7. Sazone con sal, así como pimienta, según el sabor requerido.

8. Vierta aceite uniformemente en el recipiente.

9. Exprima un limón pequeño y mezcla bien hasta que todas las verduras están cubiertas con el condimento.

10. Cuchara suavemente la mezcla del tomate sobre filete.

11. Usar papel de aluminio crea un pocked sellando sus bordes.

12. Cueza al horno en el horno ya caliente durante al menos 4 0-40 minutos.

Sopa de Desintoxicación Vegetariana Mediterránea

20 a 25

Ingredientes

- Sal y pimienta para el sabor

- 250 onzas lata de tomates enteros pelados

- 4 hojas de laurel

- 20 a 25 tazas de caldo de pollo o de pavo

- 2 20 a 25 oz. latas de garbanzos, escurridas y enjuagadas

- ralladura de 2 limas

- ⅔ taza de piñones tostados

20 a 25 onzas. rodajas de champiñones Bella

- 8 calabacines medianos, con la parte superior retirada y en rodajas

- 4 dientes de ajo picados

- 4 zanahorias picadas

- 4 papas doradas, peladas y picadas

- 2 cebollas medianas rojas o amarillas

- 2 manojos de perejil, lavados, secados y separados

- 2 cucharadita de tomillo

- 2 cucharadita de pimentón dulce

- 2 cucharaditas de cilantro

- 2 cucharada de cúrcuma en polvo

Dirección: de preparación

1. En una olla o cacerola grande, pon 4 cucharadita de aceite de oliva virgen extra a fuego medio-alto.

2. Agrega los champiñones y saltea durante 5-10 minutos.

3. Revuelve bien los champiñones. Luego, sácalos de la olla.

4. Agrega el calabacín a la olla y luego cocina a fuego medio-alto durante aproximadamente 10 minutos o hasta que el calabacín se vuelva más coloreado.

5. Sácalo de la olla.

6. Rocía más aceite de oliva extra virgen y pon el fuego a medio-alto.

7. Agrega el perejil al recipiente y luego la cebolla, el ajo, las zanahorias, las papas y el apio.

8. Espolvorea algunas especias, como sal y pimienta.

9. Cocina la mezcla a fuego medio-alto durante 10 minutos.

10. Asegúrate de revolver con frecuencia, hasta que las verduras se ablanden.

11. Agrega los tomates, el caldo y las hojas de laurel.

12. Lleva el recipiente a ebullición a fuego lento y luego reduce el fuego a medio.

13. Cubre la sartén y cocine por otros 20 a 25 -30 a 35 minutos.

14. Quita la tapa y agregue algunos garbanzos y champiñones salteados y calabacines.

15. Cocina la mezcla durante aproximadamente 5-10 minutos hasta que todo esté bien incorporado.

16. Ahora, agrega el perejil, el jugo de lima y la ralladura de lima.

17. Finalmente, apaga el fuego.

18. Vierte la sopa en tazones y cubre con tus ingredientes favoritos.

19. Agrega una tostada con mantequilla o pan de pita para que sea aún más deseable.

Tostada De Aguacate

Ingrediente

- 1 cucharadita jugo de lima
- Un caqui, en rodajas finas
- Un bulbo de hinojo, en rodajas muy finas
- miel, dos cucharaditas
- Semillas de granada, dos cucharadas

- Una cucharada de queso de cabra desmenuzado
- Un puré de aguacate sin hueso y pelado
- una pizca de pimienta negra y sal
- dos rebanadas de pan integral tostado

Preparación

1.   La sal, la pimienta, el jugo de lima, el queso y la pulpa del aguacate deben combinarse en un tazón con un batidor.

2.   Sirva esto como desayuno extendiéndolo sobre rebanadas de pan

tostado y cubriendo cada una con los ingredientes restantes.

Ensalada De Camarones A La Parrilla

Ingredientes

- 4 tazas de sandía cortada en cubitos
- 1 cabeza frisee rota
- 6 oz de queso feta cortado en cubitos
- 2 tazas de tomates cherry partidos por la mitad
- 45 hojas de albahaca en rodajas
- ½ taza de jugo de limón
- 2 cucharadita ahumadopimenton
- 4 libras de camarones pelados y desvenados
- 4 cucharadita de miel
- 1/2 taza de aceite de oliva
- 4 tomates troceados

Dirección:

1. Mezcle los camarones en un tazón pequeño con paprika y 2 cucharadas de jugo de limón, luego deje marinar durante 10 minutos.
2. Ensartar en brochetas y asar a la parrilla durante 2 minutos por lado.

3. En un tazón pequeño, batajunto el jugo de limón restante con la miel y el aceite de oliva.
4. Mezcle frisee con 10 cucharadas de aderezo en un tazón grande.
5. En un recipiente aparte, mezcle 2 cucharadas de aderezocon tomates, sandía, albahaca y queso feta.
6. Sirva frisee cubierto con la mezcla de sandía y brochetas de camarones.

Tiempo estimado de preparación

- Ingredientes700 g | de carne picada, mitad ternera, mitad cordero
- 700 g de coliflor cortada en ramilletes
- 2 huevo
- 2 manojo de perejil plano
- 350 g de queso parmesano rallado
- 2 cucharadita de harissa
- sal y pimienta al gusto
- pimentón en polvo, rosa picante, al gusto
- un poco de harina, para espolvorear
- aceite, al gusto, para freír

Preparación

1. Cocer la coliflor hasta que esté bien blanda y mezclarla con la carne picada.

2. Al mismo tiempo, aplastar los tallos que puedan quedar.

3. Añadir el huevo, el parmesano y la harissa.

4. Arrancar las hojas del perejil, picarlas finamente y añadirlas a la mezcla picada.

5. Sazonar cuidadosamente con sal, pimienta y pimentón.

6. Puede utilizar un poco más de harissa al gusto, pero tenga cuidado, la harissa sólo aparece cuando está caliente.

7. Formar albóndigas con la mezcla, espolvorearlas con un poco de harina

y freírlas lentamente en grasa caliente.

8. Las albóndigas son una exquisitez que se lleva bien a cualquier fiesta.

9. De hecho, casi sólo comemos esta versión.

ENSALADA DE REMOLACHA Y BERRO

Ingredientes

- 4 cucharadas de aceite de oliva
- 2 cucharadas de agua
- 2 cucharadita de sal
- 2 cucharadita de pimienta negra
- 6 remolachas medianas, lavadas
- 2 manojo de berros, lavados y cortados por la mitad
- 2 taza de nueces ligeramente tostadas
- Jugo de 2 limón

Preparación

1. Precaliente el horno a 450°F. Coloque las remolachas lavadas en una bandeja para hornear.
2. Añada el agua, cubra con papel de aluminio, y ponga la bandeja en el horno durante 65 a 70 minutos, hasta que las remolachas estén tiernas.
3. Retire la bandeja del horno, pele las remolachas, córtelas en trozos del tamaño de un bocado, y colóquelas en una ensaladera.
4. Agregue los berros, el aceite, el jugo de limón, la sal y la pimienta.
5. Mezcle bien. Colóquelo en platos de porción individuales, y espolvoree las nueces encima.

Coles de Bruselas salteadas

INGREDIENTES:

- 1 taza de queso azul desmenuzado
- 1 nueces tostadas
- 2 libra de coles de Bruselas
- Pimienta y sal
- 1 taza de arándanos secos
- 4 cucharadas de aceite de oliva
- 2 cucharada de vinagre

1. Coles de Bruselas, cortadas por la mitad.
2. Caliente el aceite en una sartén a fuego medio-alto.
3. Agregue las coles de Bruselas y saltee durante unos 6 minutos.
4. Espolvorea pimienta y sal al gusto.
5. Revuelva bien y cocine por 10 minutos más.
6. Rocíe con vinagre y retire la sartén del fuego.
7. Transfiera las coles de Bruselas a un tazón.
8. Mezcle con queso, arándanos y nueces.
9. Sirve y disfruta.

Wraps o tacos de lechuga con ternera salteada

Ingredientes:

- 200 g de filetes finos de carne magra de ternera
- 2 pimiento rojo pequeño
- 2 zanahoria
- 2 cebolleta pequeña
- 2 -2 dientes de ajo
- 2 guindilla pequeña
- 2 -2 cogollos de lechuga bien crujiente
- un poco de perejil fresco
- zumo de lima o limón
- salsa Worcestershire (Perrins)
- pimienta negra

- sal, aceite de oliva

Preparación:

1. Retirar los posibles excesos de grasa de la carne de ternera.
2. Cortar en tiras finas y después en taquitos pequeños.
3. Picar la cebolleta y el diente de ajo. Pelar la zanahoria y picar bien en trozos de aproximadamente el mismo tamaño.
4. Picar el pimiento de la misma manera, desechando los filamentos y las semillas.
5. Calentar un poco de aceite de oliva en una sartén o plancha antiadherente y echar la carne.
6. Salpimentar ligeramente y cocinar a fuego fuerte un par de minutos, hasta que haya cogido buen color.

7. Incorporar la cebolla y el diente de ajo, y saltear un minuto más.

8. Agregar el resto de verduras y la guindilla picada.

9. Cocinar todo junto unos 10 a 15 minutos.

10. Echar unas gotas de salsa Worcestershire al gusto y un poco de zumo de lima o limón.

11. Continuar cocinando hasta que las verduras estén tiernas y los jugos se hayan reducido lo máximo posible.

12. Salpimentar y servir sobre hojas de lechuga con un poco de perejil.

Sopa de Ramadán de Marruecos

Ingredientes

- 2 cucharadita de harissa (precaución: muy picante)
- 2 cucharadita de cilantro molido
- 2 cucharadita de cúrcuma
- 2 cucharadita de jengibre en polvo
- al gusto fécula de maíz
- sal y pimienta negra, recién molida, al gusto
- aceite de oliva para freír, si se desea

- **400 g | de garbanzos**
- 350 g | Lentejas rojas
- 2500 g de patata(s)
- 2 zanahoria
- 2 apio
- 2 cebollas
- 4 dientes de ajo
- 120 g de carne de vacuno

- 15 litros de caldo de carne
- 2 kg de tomate(s) de carne
- 2 manojo de perejil plano
- 70 g de arroz
- 2 limón, con su zumo
- 2 cucharadita de comino molido

Preparación

1. Remojar los garbanzos en abundante agua durante unas 15 horas.

2. Luego escurrirlos en un colador y dejarlos escurrir.

3. Clasificar y lavar las lentejas.

4. Lavar y pelar las patatas y la zanahoria.

5. Lavar y limpiar el apio.

6. Cortar las patatas en dados pequeños, la zanahoria en rodajas y el apio en tiras finas.

7. Pelar y picar finamente la cebolla. Pelar el ajo.

8. Enjuagar la carne en agua fría, secarla y cortarla en cubos pequeños.

9. Calentar el aceite de oliva en una olla grande y saltear la carne con la

cebolla a fuego medio durante unos 4 minutos.

10.   Añadir el ajo a través de la prensa. Añadir las patatas, la zanahoria y el apio, rehogar brevemente y desglasar con el caldo de carne.

11.   Añadir los garbanzos y las lentejas y cocer a fuego lento y tapado durante 2-2 ½ hora aproximadamente.

12.   Quitar la espuma que se forme entre medias.

13.   Mientras tanto, escaldar los tomates con agua hirviendo, quitarles la piel, los tallos y hacerlos puré con una batidora o una batidora de mano.

14.   Lavar el perejil, sacudirlo para secarlo y picarlo finamente sin los tallos gruesos.

15. Después de 2-2 ½   hora de cocción, añadir el puré de tomate, el perejil, el arroz, el zumo de limón, la harissa y las especias a la sopa, remover bien y tapar todo para que se termine de cocinar en unos 30 a 35 minutos.

16. Mezclar la maicena con un poco de agua fría y añadirla a la sopa sin dejar de remover.

17. Sazonar el plato con pimienta y sal y servir con pan de pita o baguette.

Tortilla Caprese

Ingredientes

- 2 cucharada de albahaca fresca o albahaca seca
- • 20 a 25 120 g de queso mozzarella fresco
- 2 cucharadas de aceite de oliva
- Seis huevos
- • 350 g de tomates cherry, cortados en mitades o tomates cortados en rodajas

- **sal y pimienta**

1. Dirección:Para mezclar, rompa los huevos en un bol y agregue sal al gusto y pimienta negra.

2. Con un tenedor batir bien hasta que todo esté completamente mezclado.

3. Agregue la albahaca, luego revuelva. Cortar los tomates en mitades o rodajas.

4. Picar el queso o cortarlo en rodajas. En una sartén grande, caliente el aceite. Durante un par de minutos, sofreír los tomates.

5. Vierta sobre los tomates con la mezcla de huevo.

6. Espera y agrega el queso hasta que esté un poco firme.

7. Baja el fuego y deja que endurezca la tortilla. ¡Sirve inmediatamente y disfruta!

www.ingramcontent.com/pod-product-compliance
Lightning Source LLC
Chambersburg PA
CBHW070520030426
42337CB00016B/2036